NOTE

SUR

LE TRAITEMENT PRÉVENTIF

DE LA

FIÈVRE PUERPÉRALE

TRAVAUX DU MÊME AUTEUR :

Des irrigations continues dans les lésions traumatiques. — Strasbourg, 1867.

Note sur l'anémie dans les pays chauds. — Paris, 1870.

La médecine et les universités catholiques. — Paris, 1873.

Entretiens familiers sur l'hygiène et les maladies de la première enfance. — Ouvrage destiné aux mères de famille. — Paris, 1874.

Conférences sur l'hygiène morale et physique des classes ouvrières. — Tours, 1874.

POUR PARAITRE PROCHAINEMENT :

Hygiène et traitement des affections chroniques de la poitrine, avec une étude détaillée sur le régime à suivre et un guide aux stations climatériques et aux eaux minérales.

Clichy. — Imprimerie Paul Dupont, rue du Bac-d'Asnières, 12.

NOTE

SUR

LE TRAITEMENT PRÉVENTIF

DE LA

FIÈVRE PUERPÉRALE

PAR

LE DOCTEUR PAUL TRIAIRE

PARIS
G. MASSON, ÉDITEUR
LIBRAIRE DE L'ACADÉMIE DE MÉDECINE
PLACE DE L'ÉCOLE-DE-MÉDECINE, 17

1875

PRÉFACE.

A M. le docteur REY, médecin honoraire des hôpitaux, ancien professeur à l'École de médecine de Bordeaux.

Cher et vénéré confrère,

En soutenant aujourd'hui que les accidents graves des femmes en couches peuvent être prévenus par un ensemble de mesures prophylactiques qui dépendent de l'accoucheur, j'ai la confiance d'être approuvé par votre vieille et sagace expérience. Vous qui, peut-être plus que tout autre praticien de votre époque, êtes un homme d'initiative hardie, d'érudition modeste et de foi raisonnée dans la pratique de notre art, vous comprendrez aussi, plus que tout autre, que dans une affection aussi redoutable par sa marche et sa terminaison que la fièvre puerpérale, le mieux pour l'humanité et la science est de rechercher les moyens qui peuvent s'opposer à son développement.

C'est là le but que je me suis proposé dans ce travail. L'expérience ultérieure démontrera si j'ai été assez heureux pour l'atteindre. Ce qu'il y a de sûr, c'est que, jusqu'à présent, les faits me donnent raison, c'est qu'accoucheur par profession et par goût, j'ai eu l'occasion d'appliquer nombre de fois les préceptes que je recommande, et que jamais je n'ai eu d'accident puerpéral grave à déplorer. Bien plus, mes accouchées, au lieu de s'éterniser pendant vingt-cinq à trente jours dans leur lit, sont bien portantes et peuvent se lever à la fin du premier septénaire. Ces résultats valent la peine qu'on s'y arrête. Je le dis quelque part dans cette étude : Quand il s'agit d'une maladie contre laquelle l'art le plus habile et le dévouement le plus éclairé viennent souvent échouer, d'une affection foudroyante qui peut détruire en quelques jours les espérances de bonheur de toute une famille, il faut absolument tenter le possible, et même ce qu'on considère comme l'impossible, pour s'en préserver. Peut-être cette courte note conduira-t-elle à vulgariser les moyens qui peuvent permettre d'espérer ce résultat. Ne sauverait-elle que quelques accouchées, ce serait encore pour mes efforts une honorable récompense ; et vous qui me connaissez, qui daignez m'honorer de votre amitié, savez que je n'en désire pas d'autre.

Mais, j'ai déjà dès à présent un grande satisfaction, celle de vous offrir la dédicace de ce travail comme un hommage de mon plus vif et de mon plus respectueux dévouement.

Dr Paul TRIAIRE.

Tours, 30, rue de l'Archevêché.

Décembre 1874.

NOTE

SUR

LE TRAITEMENT PRÉVENTIF

DE LA

FIÈVRE PUERPÉRALE.

I.

De toutes les affections qui s'imposent à l'étude et aux méditations des praticiens, il n'en est pas de plus redoutable que la fièvre puerpérale.

S'attaquant à la femme au moment où, pleine de jeunesse et d'espérances, elle voit s'ouvrir devant elle l'horizon gracieux de la maternité, foudroyante dans son invasion, rapide dans sa marche, le plus souvent funeste dans ses résultats, on peut dire qu'elle est la terreur des familles et l'écueil contre lequel viennent souvent échouer la science et le dévouement. Longtemps circonscrite dans les hôpitaux et les très-grandes villes, elle a fait son apparition, depuis quelques années, dans les provinces, et il n'est pas aujourd'hui de contrée qui ne lui paye un douloureux tribut, pas une jeune femme qui n'envisage avec une vive appréhension l'heure de la parturition et qui ne tremble d'être à son tour victime d'une de ces catastrophes qui viennent jeter de temps à autre le deuil et la consternation autour d'elle.

A cette perturbation jetée dans les familles par une affection devenue plus fréquente qu'autrefois et qui reste toujours aussi redoutable, correspond un certain désarroi dans le monde scientifique, qui ne s'entend complétement ni sur la nature, ni sur le traitement de la fièvre puerpérale. La discussion passionnée dont retentit il y a quelques années la tribune de l'Académie de médecine donne la mesure des profondes divergences qui séparent à cet égard les hommes les plus compétents.

Toutes les théories soutenues par eux peuvent se ramener à deux principales : les uns veulent que la fièvre puerpérale soit une affection essentiellement locale et de nature inflammatoire; ces médecins ont été appelés localisateurs ou partisans de l'inflammation. Les autres en font au contraire une maladie générale, sous la dépendance d'un principe extérieur infectueux : ils ont reçu le nom d'essentialistes qui indique que les auteurs de cette manière de voir subordonnent les lésions à un état général préexistant, se développant sous l'influence de la gestation. A ces deux catégories principales de théories se réduisent toutes les opinions qui ont été soutenues; mais il ne faudrait pas croire que leurs partisans soient unanimes entre eux sur toutes les questions qu'elles soulèvent; ils diffèrent, au contraire, sur bien des points importants. C'est ainsi que, parmi les localisateurs, Behier et Jacquemier font de la fièvre puerpérale une simple inflammation; Piorry, une inflammation compliquée de septicémie; Beau, une inflammation rattachée à une diathèse, et Cruveilher, un typhus caractérisé par des inflammations. Comme les localisateurs, les essentialistes offrent aussi de sensibles divergences qui les séparent nécessairement sur les questions d'hygiène et de traitement. Ainsi, Depaul admet que l'affection est épidémique et contagieuse au point de se transmettre même en dehors de l'état puerpéral, et voit le remède préventif dans la suppression des maternités.

Trousseau persifle ces idées de transmission en dehors de la puerpéralité et considère la maladie comme une fièvre, un typhus puerpéral épidémique. Danyau, tout en partageant les idées de Depaul, est moins absolu et combat par exemple l'évacuation définitive des hôpitaux des femmes en couches que demande le professeur de la Maternité.

Si maintenant nous passons au traitement, nous verrons que les médications employées répondent à la gamme doctrinale. On y trouve tous les agents les plus héroïques, mais aussi les plus disparates de la thérapeutique : émissions sanguines, fer, quinquina, mercure, alcool, ergotine, quinine, digitate, émétique, etc. On voit que l'accoucheur au début de sa carrière n'a que l'embarras du choix, tant des doctrines que du traitement ; je confesse que cet embarras doit être grand.

De cette variété dans les opinions et la médication, de cet état de confusion que j'ai appelé le désarroi scientifique, ressort pour la majorité des praticiens ce fait lamentable que la fièvre puerpérale ne peut, dans l'état actuel de la science, ni être prévenue ni être guérie. Personne ne contestera, je suppose, que l'impossibilité de la guérison de ses manifestations graves est professée par les hommes les plus autorisés. Quant à la prophylaxie, il est certain qu'aucun médecin n'a jamais proposé un moyen préventif pratique, car on ne peut considérer ainsi l'évacuation définitive des maternités qu'a réclamée Depaul.

Il est difficile d'accepter sans protester cet aveu désolant pour l'art et l'humanité. Sans doute, la fièvre puerpérale grave est le plus souvent au-dessus des ressources de la science ; cependant, on connaît (et j'en possède moi-même) des cas de guérison offrant au plus haut degré les caractères de l'infection putride. Mais c'est surtout la prophylaxie qui, selon moi, est considérée à tort comme impuissante. On connaît les progrès qu'a accomplis à notre époque cette branche importante de l'art de guérir. Bien des affections meurtrières comptent aujourd'hui des règles préventives qui opposent aux fléaux morbides autant de barrières souvent infranchissables. C'est à ces progrès de l'hygiène scientifique que l'on doit d'avoir vu diminuer de fréquence et d'intensité les redoutables épidémies qui, comme la variole, le choléra, le typhus s'abattaient sur les populations et les décimaient à des intervalles périodiques. C'est à eux qu'il faut rattacher la possibilité incontestable de prévenir certaines endémies qui par leur nature paraissaient les plus propres à dérouter le code prophylactique ; je cite la plus grave de toutes, la phthisie pulmonaire, dont la prophylaxie climatérique, hygiénique et médicamenteuse a été formulée en règles assez précises pour influencer d'une façon notable la mortalité générale. Au total, notons-le, les affections qui, par leur intensité ou leur rapidité foudroyante, déconcertent les efforts de la thérapeutique sont justiciables de mesures qui peuvent prévenir leur invasion. Cela est vrai pour les maladies que je viens de signaler ; la fièvre puerpérale ferait-elle exception à cette règle ? Déjà très-faibles en ressources médicamenteuses quand il s'agit de l'enrayer, serions-nous impuissants à prévenir son développement. En d'autres termes, pouvons-nous, oui ou non, par notre conduite lors de l'accouchement ou après l'accouchement, nous opposer au développement d'une affection qui conduit le plus souvent à une mort affreuse et rapide? Pour moi, la question est résolue. Il existe un ensemble de mesures pratiques et simples capables de prévenir la fièvre puerpérale. Je me propose, dans le cours de ce travail, de signaler ces mesures et de faire ressortir spécialement la valeur prophylactique de l'une d'entre elles que je crois nouvelle et que je pense être le premier à signaler.

II.

Il est impossible de préciser un traitement prophylactique sans se rendre un compte exact de la nature de l'affection que l'on doit combattre. Nous avons donc à notre tour à nous demander ce qu'est la fièvre puerpérale, afin d'asseoir sur une saine interprétation des accidents la médication qui doit les prévenir. Nous avons vu que cette question a profondément agité le monde savant et l'a divisé en deux camps, celui des essentialistes et celui des localisateurs. Il nous répugnerait d'entrer dans l'examen circonstancié de doctrines que tous les praticiens ont présentes à l'esprit; cependant il importe, pour en dégager l'opinion que l'on doit se faire, de résumer brièvement les preuves que chaque parti a présentées à l'appui de sa théorie. Les localisateurs invoquent, pour justifier leur thèse, la condition de la plaie utérine nécessaire au développement de la fièvre puerpérale, et la similitude qui existe entre cette affection et la fièvre des amputés. Ils invoquent en outre les lésions locales démontrées par les autopsies nécroscopiques et dont le point de départ réside dans l'utérus et ses annexes. Les essentialistes, leurs adversaires, repoussent cette interprétation en signalant à l'appui de leur manière de voir la mort du fœtus dans l'utérus ou de l'enfant peu après sa naissance, par suite de fièvre puerpérale, la transmission de la maladic à des femmes enceintes qui donnaient des soins aux accouchées malades [1], des cas de fièvre puerpérale rapidement mortelle et débutant pendant le travail, par conséquent sans traumatismes, enfin des faits d'autopsies dans lesquelles on n'a trouvé aucune lésion locale. Ce rapide exposé est suffisant pour démontrer la défectuosité des deux doctrines rivales. En effet, on peut dire aux partisans exclusifs de l'inflammation que si la plaie de l'accouchement seule suffit pour déterminer des accidents puerpéraux, il est inexplicable que lorsque toutes les femmes qui accouchent ont la lésion utérine, un si petit nombre soient affectées de fièvre puerpé-

[1] Depaul et Tarnier.

rale. On ne comprend pas davantage que des femmes qui ont eu un accouchement laborieux ou éprouvé des manœuvres obstétricales violentes soient épargnées pendant que d'autres sont affectées gravement après un travail facile. Enfin, la simple condition de l'inflammation ne peut expliquer la résorption et l'infection purulente, car alors toute plaie en suppuration devrait aussi déterminer ces accidents. Enfin, il est constant qu'il y à chez la femme enceinte une modification de l'état général. Des objections non moins graves sont adressées aux partisans exclusifs de l'essentialité. Qu'est-ce d'abord que l'essentialité, sinon une dénomination vague et insignifiante qui cache l'inconnu, quand vous avez des lésions parfaitement définies sous les yeux? Les cinq cas que l'on possède dans lesquels ces lésions n'ont pu être observées sont des cas exceptionnels dont l'authenticité a été contestée, et qui n'ont du reste aucune valeur à côté des milliers d'autopsies qui ont donné des résultats positifs. Les transmissions observées en dehors de la puerpéralité ne peuvent être non plus un argument en faveur de l'essentialité, car ces faits sont tellement étranges et anormaux qu'ils ont été également niés par beaucoup de praticiens, et que, seraient-ils vrais, leur caractère tout à fait exceptionnel ne pourrait servir à appuyer une doctrine qui a à leur opposer tant de faits contraires. Les femmes accouchées qui meurent de maladies puerpérales se comptent en effet par milliers; les femmes, enceintes ou non, qui succombent de la même manière se chiffrent par unité. On doit donc établir la doctrine sur le plus grand nombre, et avouer s'il le faut notre impuissance à expliquer des exceptions peut-être plus apparentes que réelles.

Ce bref exposé des doctrines académiques et des objections qu'elles comportent suffit pour prouver que dans les termes absolus où la question est maintenue, elle ne peut recevoir une solution capable de satisfaire une critique judicieuse. Il faut donc chercher une autre interprétation. Pour moi cette interprétation se trouve précisément dans les deux camps et concilie ainsi les opinions opposées, c'est-à-dire que la fièvre puerpérale est une maladie qui exige à la fois une condition locale et une condition générale. Je crois pouvoir démontrer ce double fait.

III.

Évidence des conditions locales.— Malgré des dénégations doctrinales, il est incontestable que dans l'acte même de l'accouchement réside le vrai point de départ de la fièvre puerpérale; on ne peut citer, en effet, hors de lui que quelques cas exceptionnels de transmission, tandis que, dans l'immense majorité des faits, l'affection s'observe à l'époque des couches. L'accouchement et ses suites paraissent donc être *à priori* la condition locale des accidents. L'état des voies génito-utérines met hors de doute cette proposition; ces organes sont le sujet de désordres plus ou moins graves qui revêtent le caractère de vraies plaies anatomiques. Ces désordres sont de deux catégories : la plaie utérine due à la séparation du placenta, et les lésions traumatiques qui surviennent à l'occasion du travail. La plaie placentaire est la plus importante à cause du grand nombre de vaisseaux divisés qui se feront, si l'inflammation vient à s'en emparer, les agents de l'absorption. Les autres lésions se manifestent au vagin et à la vulve; il y a là des contusions de la muqueuse, souvent des attritions et des divisions même de ces organes avec rupture de vaisseaux et effusion de sang. Dans les circonstances les plus normales, tous ces traumatismes se cicatrisent rapidement sans rien présenter de particulier : c'est ce qui a lieu dans l'accouchement physiologique, si fréquent encore chez les femmes de la campagne, j'aurai l'occasion d'en expliquer la raison; mais les femmes de la ville l'offrent plus rarement; chez elles, le travail de la réparation est accompagné de congestions utérines et de réaction fébrile attribuée faussement jusqu'à nos jours, sous le nom de fièvre de lait, à l'afflux de ce liquide dans les mamelles, mais que l'on doit rattacher, au moins dans la plupart des cas, à l'inflammation utérine. Cette fièvre, qui est passagère et guérit très-facilement, indique le premier degré, le degré le plus simple de l'inflammation utérine; mais que les désordres soient plus étendus, qu'une cause accidentelle vienne troubler la marche de la cicatrisation, on aura des manifestations de plus en plus graves, depuis la métrite et la péritonite jusqu'à l'empoisonnement putride, qui est l'expression la plus redoutable et la plus élevée de la fièvre puerpérale. Ces manifestations peuvent être diverses et différer entre elles de gravité, mais elles ont, toutes, deux caractères communs : la plaie de l'accouchement et la tendance à la purulence. Matteï[1], qui a parfaitement montré l'intime corrélation de la fièvre et de la lésion anatomique, fait jouer dans ces processus un grand rôle à la lymphe plastique. Pour cet accoucheur distingué, dans les premiers degrés de l'inflammation puerpérale, dans les cas dont l'art triomphe d'ordinaire, la lymphe plastique se précipite sur les tissus enflammés, oblitère les vaisseaux, et met ainsi une digue à l'inflammation et au pus.

Dans les cas graves, au contraire, dans ceux où la lymphe et les caillots sanguins ne suffisent point à obstruer les vaisseaux, dans ceux plus redoutables encore où il y a décomposition putride de substances organiques et passage de ces substances dans le torrent circulatoire, les phénomènes de l'infection purulente et les accidents de l'infection putride se déclarent.

Il me semble difficile d'expliquer plus logiquement le degré plus ou moins élevé de gravité des affections puerpérales; mais que l'on

[1] *Études sur la nature et le traitement des fièvres puerpérales*. Matteï, Paris, 1858.

accepte ou que l'on n'accepte pas cette interprétation, il n'existe pas moins que l'état local est la condition indispensable à leur développement.

Il est, en effet, évident qu'à cette cause locale, à la plaie utérine, se rattache le grave fait qui constitue la fièvre puerpérale, l'empoisonnement par le pus. D'où vient ce pus, où se forme-t-il? Faut-il admettre qu'il est résorbé (résorption purulente)? ou qu'il est le produit d'une inflammation des vaisseaux divisés (phlébite, lymphangite)? ou bien encore qu'il se forme spontanément dans le système circulatoire, en vertu d'une disposition spéciale (fièvre pyogénique de Voillemier)? On s'accorde généralement à considérer la dernière de ces opinions comme peu probable. Pour qu'elle puisse être adoptée, il faudrait, en effet, prouver que la phlébite, la lymphangite ne peuvent rendre compte de l'infection. Or, l'anatomie pathologique démontre que dans la majorité des cas l'inflammation des vaisseaux coexiste avec l'empoisonnement du sang.

Les circonstances où l'on n'a pas trouvé de lésions qui puissent expliquer cet empoisonnement ne démontrent pas que pour cela on puisse nier leur présence. Souvent il est arrivé qu'on a découvert la source de l'adultération par hasard, et après de minutieuses investigations, là où l'on n'avait aucune raison de la supposer[1]. Enfin l'absence d'inflammation des vaisseaux ne peut prouver non plus qu'il n'y a pas eu résorption de matières provenant de l'utérus, fait négatif qu'il faudrait démontrer pour faire admettre la fièvre pyogénique.

Les deux premières théories sont donc les seules admissibles; on sait, du reste, qu'elles ont cours dans la science, et qu'on admet aujourd'hui que le pus peut être introduit dans le système circulatoire, soit consécutivement à l'inflammation des vaisseaux divisés, soit après la résorption du pus à la surface de la plaie par la solution de continuité de ces vaisseaux jouant le rôle de bouches absorbantes. Toutes deux ont comme point de départ la lésion locale, fait important qui trouvera son application thérapeutique au chapitre du traitement.

[1] Trousseau.

IV.

Évidence de la cause générale. — J'ai dit que pour naître la fièvre puerpérale exige la présence d'une condition locale et d'une condition générale, j'ai fait voir quelle était la cause locale et combien était grande son importance ; il me reste à démontrer la présence de la condition générale. La nécessité d'admettre une influence générale résulte de ce fait, que toutes les femmes qui accouchent ont la plaie utérine indispensable à la production de la fièvre puerpérale, et qu'il n'y a qu'un petit nombre d'entre elles affectées de cette maladie. Cette objection n'a jamais pu être réfutée par les localisateurs purs ; en vain ont-ils invoqué le traumatisme, celui-ci ne peut expliquer les accidents, car on voit des femmes ne pas les offrir après un travail très-laborieux, tandis que d'autres sont atteintes très-gravement après un accouchement rapide et facile. Mais, quelle peut donc être cette condition générale? Est-ce un principe virulent, miasmatique, infectueux ou plutôt une simple prédisposition provenant de modifications imprimées par la gestation à un organisme déjà plus ou moins détérioré? A ces questions la réponse est facile. Ce ne peut être un virus, car le virus ne se manifeste chez l'homme que par contagion ou infection, il ne naît point spontanément dans la race humaine; or, la fièvre puerpérale, dans les cas sporadiques comme dans les débuts d'une épidémie, naît spontanément. En outre, le virus, avant de se manifester spontanément, subit une incubation plus ou moins longue et se traduit par des phénomènes morbides constants et évoluant dans un ordre déterminé; tout le monde sait que la fièvre puerpérale n'a pas d'incubation, du moins d'incubation limitée, et que ses manifestations sont diverses et peuvent exister isolement. Elle n'est pas davantage le résultat d'un miasme, car les miasmes règnent dans des lieux et à des époques déterminés et n'exigent pas, pour se manifester, une condition locale comme la fièvre puerpérale, qui est subordonnée à l'accouchement. Enfin, on ne pourrait prétendre qu'elle est due à un principe infectueux spécial, comme celui du choléra, de la fièvre jaune, de la dysenterie épidémique, car ces entités morbides se déclarent par la seule infection des milieux ambiants, tandis que la fièvre puerpérale exige la plaie utérine.

Mais, si cette condition générale nécessaire au développement de la fièvre puerpérale ne réside ni dans un virus, ni dans un miasme, ni dans un principe infectueux spécial, on est alors fondé, du moins jusqu'à ce que d'autres faits plus précis aient été constatés, à avancer qu'elle se trouve dans l'organisme de la femme elle-même, c'est-à-dire qu'elle est le résultat d'une prédisposition liée à la grossesse. Tout le monde connaît, en effet, les modifications profondes imprimées par la gestation à l'organisme de la femme : le visage prend un aspect particulier, la menstruation se supprime, les seins se gonflent, les aréoles mammaires s'hypertrophient. Parfois, on observe une salivation exagérée, des appétits bizarres et des troubles gastriques ou intestinaux. Les plaies chez elles se cicatrisent mal et ont toutes une tendance à la purulence. Ces phénomènes constituent un état spécial qu'on appelle encore physiologique, quoiqu'il ne le soit plus déjà, car s'il n'est pas encore la maladie, il y conduit souvent. L'état pathologique, auquel est le plus souvent liée la puerpéralité, est certainement la chlorose, qui a été remarquablement décrite par Cazeaux [1]. On observe, en effet, les signes manifestes de l'appauvrissement du sang chez la plupart des femmes enceintes. Souvent, cette affection préexiste chez elles, et elle s'aggrave sous l'influence de la grossesse. D'autres fois, la femme y est prédisposée, et on la voit alors se développer rapidement chez elle sous l'influence de la puerpéralité. Dans d'autres circonstances, elle est provoquée par les agents débilitants ordinaires, l'excès de travail, les privations, les dépressions morales de toute espèce et l'existence artificielle que les femmes du monde mènent dans certains centres. Il est manifeste que, d'une façon générale, cette affection du sang est de nos jours très-fréquente dans toutes les classes de la société et spécialement dans les villes. Il n'y a donc rien d'étonnant à ce que les femmes enceintes qui portent déjà en elles, par suite de leur grossesse, une remarquable aptitude à cette maladie, en offrent de nombreux exemples.

L'altération nosohémique du sang a déjà été signalée comme une cause prédisposante de la fièvre puerpérale. Je serai porté pour ma part à accepter cette opinion. Sans doute elle est

[1] *De la chlorose des femmes enceintes*. Cazeaux. *Bulletin de l'Académie de médecine*, 1850.

passible, dans l'état actuel de la science, d'objections sérieuses ; mais les autres explications en offrent encore de plus graves, et il faut bien cependant admettre une interprétation. D'ailleurs, celui-ci a pour elle des faits qui ont leur importance. Que l'on compulse les observations d'accidents puerpéraux rapportées dans les ouvrages scientifiques et la presse périodique, on verra que la plupart du temps ils se sont déclarés chez des sujets lymphatiques, pâles, à chair molle et offrant tous les caractères de la chlorose. J'ai fait ce travail pour plus de cent observations , et j'ai trouvé que plus des trois quarts des malades rentraient dans ces conditions. Dans une pratique de huit années, j'ai pu observer fréquemment une relation que je note toujours, et, dernièrement encore, il me survenait plusieurs preuves bien faites pour m'encourager dans ma manière de voir. Avant de venir habiter Tours, je donnai des soins à la femme d'un magistrat de la Sarthe qui, comme tant d'autres femmes du monde, était lymphatique et chlorotique. Je l'assistai dans deux de ses grossesses pendant lesquelles je la soumis aux préparations de fer et de quinquina. Chaque fois, son accouchement et ses suites furent heureux et elle se rétablit rapidement. Après mon départ, elle contracta une troisième grossesse. Le médecin qui me remplaça d'abord crut pouvoir se dispenser d'une précaution qu'il considérait comme sans importance. S'il eût fait lui-même son accouchement, il en eût peut-être désormais mieux compris la portée. Accouchée il y a trois semaines par l'entremise d'un autre confrère, un des praticiens les plus distingués de la Sarthe, qui a dû déplorer comme moi cette non intervention de l'art, elle a été atteinte de péritonite puerpérale, et, à l'heure où j'écris ces lignes, se trouve dans l'état le plus grave.

Je soigne à Tours, en ce moment, rue des Cognées, une intéressante ouvrière heureusement aujourd'hui en voie de convalescence, mais qui, à la suite de son accouchement, pratiqué par une sage-femme, avait été atteinte de la fièvre puerpérale avec tous les symptômes de la septicémie manifeste, frissons répétés, pouls à plus de 140, diarrhée fétide, engouement pulmonaire. C'est un sujet chlorotique et lymphatique au plus haut degré, chairs molles et blafardes, conjonctives et muqueuses gyngivales décolorées, gastralgie habituelle, battements de cœur. Et ces signes n'ont pas été apportés par la maladie actuelle, car elle les offrait pendant sa grossesse, et sa famille et ses amis disaient tous qu'elle n'aurait jamais la force d'accoucher (*sic*). Le lecteur pourrait lui-même, j'en suis sûr, multiplier ces exemples si, interrogeant ses souvenirs, il voulait reporter sa pensée sur les victimes des accidents puerpéraux qu'il a pu connaître. La plupart, peut-être toutes, offraient certainement un appauvrissement du sang.

A la campagne, où les affections nosohémiques sont plus rares, la fièvre puerpérale est inconnue; et si l'on en observe accidentellement quelques manifestations, c'est surtout chez des sujets exceptionnellement débilités ou maltraités par des accoucheuses mal avisées. Il se passe pour les accouchements des femmes de la campagne ce qui a lieu aussi chez elles pour les plaies chirurgicales. Ces dernières guérissent facilement, comme la plaie utérine, ce qui tient à ce que la richesse du sang en principes nutritifs favorise la réunion immédiate.

L'appauvrissement du sang est si bien une condition de la fièvre puerpérale, que tout ce qui tend à l'établir en est une cause prédisposante. On sait que sous les tropiques les Européens souffrent excessivement de la température élevée qu'ils ont à subir, et offrent rapidement les signes de l'anémie la plus accentuée. Il devrait donc être intéressant de savoir ce que deviennent les femmes qui accouchent dans ces contrées au bout d'un an ou deux de séjour. J'ignore si l'attention a été portée sur ce point en ce qui regarde les possessions des Indes anglaises ou néerlandaises, je ne connais en tout cas aucun document à ce sujet ; mais j'ai habité quelque temps le chef-lieu de la Cochinchine française, Saïgon, et j'y ai vu, dans l'espace de deux ans, succomber rapidement la plupart des femmes européennes qui y accouchaient. C'étaient toutes des personnes profondément chlorotiques. J'en appelle au souvenir du médecin en chef de la marine de notre colonie, car j'ai été plus d'une fois le témoin de son profond désespoir.

Mais je prends un fait plus matériel, une perte après l'accouchement. N'est-il pas vrai que lorsque cet événement surgit, vous vous tenez sur vos gardes, et que vous redoutez l'invasion d'une péritonite ou d'une manifestation quelconque de la fièvre puerpérale? Et on aurait tort de ne rien craindre, car les observations démontrent que la plupart du temps la fièvre puerpérale a éclaté chez les femmes qui avaient subi une hémorrhagie au moment de l'accouchement. Qu'on ne se méprenne pas sur ma pensée : cela ne veut pas dire que toute hémorrhagie est suivie d'accident puerpéral, ce serait évidemment aller contre les faits de tous les jours, mais que la perte crée une prédisposition de plus ou augmente celle qui existe. J'ai connu dans le cours de cette année trois faits de fièvre puerpérale précédée d'hémorrhagie. L'un de ces faits concerne une dame étrangère, dont je n'étais pas le médecin, mais que je rencontrai quelquefois dans une famille amie. C'était une personne très-délicate, chlorotique au dernier degré et fort impressionnable. Elle eut une hémorrhagie grave lors de son accouchement.

Dès que, le jour même, j'appris cet événement, je mesurai les conséquences qu'il pourrait avoir chez une personne dont le sang était déjà profondément appauvri, et fis part à nos amis de la possibilité d'une fièvre puerpérale. Celle-ci éclata en effet et fut mortelle. Ce fait m'a causé la plus vive impression, parce que je pense que si cet état de chloro-anémie eût été combattu activement par une hygiène, un climat et un traitement approprié, on aurait pu éviter l'hémorrhagie et la purulence qui a été la conséquence d'un abaissement aussi considérable de la plasticité du sang, et une jeune et charmante mère aurait pu être conservée à son mari et à ses enfants.

Avec cette théorie de l'appauvrissement du sang considérée comme cause prédisposante, il reste à expliquer l'épidémicité ; je n'ai pas l'intention d'aborder ici un des problèmes de doctrine les plus discutés de la pathologie, mais on me permettra de demander s'il y a réellement des épidémies de fièvre puerpérale dans le sens que comporte cette dénomination.

Peut-on appeler ainsi l'extension de l'affection limitée aux maternités ? Les épidémies, en ville, trouvent en effet des incrédules, et l'on s'étonne souvent que l'on fasse des épidémies de quelques cas isolés se groupant accidentellement dans la clientèle d'un même accoucheur. Comment expliquer que parfois ce sont les malades du même praticien qui offrent l'épidémie pendant que les autres accouchées du même quartier, de la même rue, sont complètement indemnes. Il y a là un fait sur lequel il ne convient pas d'insister, mais qui donne à réfléchir et qui ne peut être raisonnablement interprété par la contagion directe apportée par l'accoucheur. Ce n'est pas ainsi que se comportent les véritables épidémies, la variole, le typhus, le choléra, etc.; elles englobent dans leur marche, non-seulement les établissements publics, mais des quartiers complets, des villes entières. Il y a donc dans cette qualification au moins une exagération de langage contre laquelle il faut se tenir en garde. Cette réserve faite, je conviens qu'il faut expliquer la transmission de l'affection aux femmes d'une même maternité, ce que l'on pourrait appeler des épidémies locales, si l'on veut. Ainsi posée, la question n'est pas insoluble.

Dans les hôpitaux, l'atmosphère est viciée par les substances organiques en décomposition qui résultent de l'agglomération d'un grand nombre de malades dans le même espace. Ces substances sont des agents actifs de l'altération du sang; la preuve en réside dans la genèse de ces affections nosocomiales que l'on observe dans ces établissements sans qu'on puisse invoquer d'autres causes efficientes. Les maternités offrent les mêmes conditions, avec la différence que ces éléments de viciation de l'air y sont peut-être plus actifs et plus nombreux, et qu'agissant sur des organismes déjà pour la plupart débilités, ils n'ont pas de peine à augmenter une prédisposition déjà acquise.

Je sais bien qu'on a nié que ces agents délétères fussent les mêmes que ceux qui, par exemple, dans les salles de chirurgie, prédisposent à l'infection purulente, et qu'on a voulu en constituer un principe spécifique spécial. Quoique cette opinion ait été soutenue avec autorité par Hervieux[1], il est difficile de s'y rallier quand on réfléchit à la profonde relation qui existe entre les accidents puerpéraux et les accidents chirurgicaux.

On n'ignore pas, du reste, que l'on a vu se développer des phlébites, des lymphangites, des érysipèles et toute les manifestations de la fiévre puerpérale simultanément chez des accouchées et des opérées exposées aux mêmes influences nosocomiales. La similitude des effets atteste ici celle des causes.

[1] *Traité clinique et pratique des maladies puerpérales.* Hervieux, 1870.

TRAITEMENT.

I.

Quand on réfléchit à l'opinion arrêtée qu'ont la plupart des maîtres de l'art sur le peu de succès des médications employées dans le traitement de la fièvre puerpérale, il faut avoir un certain courage pour venir proposer ce que d'éminents confrères considèrent comme une impossibilité. « En Angleterre, dit le professeur Dubois, les 7/8 des femmes qui meurent en couches succombent à la fièvre puerpérale. » « C'est un aveu triste à faire, s'écrie de son côté le professeur Depaul, mais je crois être dans le vrai en déclarant que le traitement de la fièvre puerpérale est encore à trouver....[1] »

[1] Depaul, discours prononcé à l'Académie de médecine, 2 mars 1858.

Devant des affirmations aussi autorisées, il ne resterait qu'à assister passif à la mort des malheureuses femmes qui nous sont confiées, si une telle conduite n'apparaissait comme un crime contre l'art et l'humanité. En face des résultats décourageants proclamés par la science, il faut chercher et chercher toujours ; tout travail, toute recherche doit être acceptée, et il n'est pas de notion, fût-elle absurde, qui ne mérite d'être examinée sérieusement.

La question du traitement comprend la médication préventive et la médication curative. L'une et l'autre, dans l'état actuel de nos connaissances, n'ont donné encore aucun résultat. Il est même probable qu'une bonne médication curative sera difficile à trouver ; mais en est-il de même de la plus importante des deux, de la médication préventive ?

Médication préventive de la fièvre puerpérale. — Jusqu'à présent, je ne connais d'autre prophylaxie que celle qui a été indiquée par la plupart des praticiens, suppression des maternités, hygiène de l'aération, soins de propreté, injections, etc. Ces indications sont certainement excellentes, mais aussi le plus souvent insuffisantes. Que l'on ferme les maternités et que l'on arrive à organiser pour les classes pauvres les soins à domicile, on ne supprime pas pour cela la fièvre puerpérale de la clientèle civile. Les injections, les lotions, l'hygiène générale, peuvent être de bons auxiliaires du traitement, mais n'empêchent rien, et l'on voit tous les jours des femmes, auxquelles les soins les plus minutieux n'ont pas été épargnés, frappées comme celles qui ont été en proie à la plus profonde incurie. Il faut donc, tout en conservant les mesures médicamenteuses actuelles qui ont une valeur relative, avoir recours à des moyens plus efficaces ayant une valeur réelle. Ces moyens, je crois qu'ils peuvent nous être offerts par des indications nettes et précises résultant de la nature de l'affection et de l'acte de l'accouchement.

La plupart des chirurgiens considèrent aujourd'hui la plaie utérine comme une plaie chirurgicale, et la fièvre puerpérale comme une septicémie, un empoisonnement du sang par le pus, en un mot, une infection purulente. Après l'accouchement, je l'ai montré, en effet, il y a incontestablement un traumatisme chirurgical. Cette plaie se conduit comme toutes les lésions de cette nature; ou elle se cicatrise rapidement, comme cela se passe chez les femmes de la campagne, qui n'offrent, le plus souvent, aucun phénomène fébrile, ou elle s'enflamme d'une façon plus ou moins grave, et peut passer alors par les degrés divers et les conséquences de l'inflammation. Sous l'influence d'un état général mauvais, de conditions dépressives variées, de l'atmosphère insalubre des maternités, il arrive qu'il survient, dans cette plaie qui suppure, un phénomène des plus graves; le pus, qu'il prenne naissance à la surface des vaisseaux utérins ou ailleurs, est porté dans le torrent circulatoire, et les phénomènes de l'infection purulente se déclarent.

Indépendamment de ce fait, il en est encore un plus redoutable. Après l'accouchement, l'utérus peut manquer d'énergie rétractile, rester mou, volumineux, et se remplir de caillots qui se décomposent, comme cela aurait lieu au fond d'une plaie extérieure. Ces matières, en décomposition, peuvent, au contact de la plaie utérine, passer dans le torrent circulatoire et produire ainsi les accidents de l'infection putride, encore plus meurtriers que ceux de l'infection purulente.

Cette interprétation, que je crois acceptée par la plupart des accoucheurs, ainsi posée, je n'ai pas à entrer dans les discussions relatives à la façon dont les matières toxiques pénètrent dans le sang ; ce que j'en ai déjà dit est parfaitement suffisant, car l'essentiel pour le traitement est qu'elles y aient été transportées et qu'elles proviennent de la plaie utérine, ce qui est incontestable.

La question d'épidémie ne doit pas non plus nous arrêter. J'admettrai, s'il le faut, que l'on doive, en bonne prophylaxie, supprimer les maternités. Il reste la fièvre puerpérale endémique, dont il faut bien s'occuper.

II.

Ces faits démontrent clairement que la prophylaxie de la fièvre puerpérale fait fausse route si elle ne porte ses recherches sur les moyens de guérir rapidement la plaie de l'accouchement et de prévenir l'infection purulente ou l'infection putride, conséquences possibles de la suppuration ou de la décomposition des caillots et des débris membraneux retenus dans l'utérus.

Toutes les fois qu'il s'agit de prophylaxie, de fièvre puerpérale, les accouchements des femmes de la campagne se présentent à l'esprit. Tout le monde sait que les accidents graves des couches sont inconnus chez elles, et que peu de jours après la parturition, elles vaquent à leurs occupations ordinaires, pendant que les femmes des villes payent un large tribut aux dangers de la puerpéralité et restent, quand tout va pour le mieux, confinées dans leur appartement pendant près d'un mois.

J'ai fait en trois ans et demi de pratique antérieure à mon installation à Tours, près de trois cents accouchements dans l'arrondissement de la Sarthe que j'habitais. Un quart de ces accouchements ont été laborieux et ont nécessité l'intervention du forceps ou de la version ; jamais je n'ai eu le moindre accident puerpéral, et la plupart du temps je revoyais à peine une fois mes accouchées qui, habitant souvent à quelques lieues de ma résidence, se bornaient à me faire dire, deux ou trois jours après, qu'elles allaient fort bien.

Comment cela se fait-il ? Pour moi, tout dépend de la délivrance et de la façon dont se comporte l'utérus après l'expulsion du placenta. Chez la femme de la campagne, forte et robuste, il revient rapidement sur lui-même, expulsant avec énergie les caillots qu'il peut contenir. Cette rétraction énergique a pour conséquences de diminuer le volume du globe utérin et celui de la plaie utérine, de chasser le sang contenu dans sa cavité, de rapprocher et d'oblitérer les orifices des vaisseaux utéro-placentaires et de fermer ainsi la voie aux accidents inflammatoires et aux résorptions purulentes ou putrides. Ce mécanisme physiologique du resserrement utérin après la délivrance peut être comparé au procédé que nous employons quand, pour une blessure à la paume de la main, divisant les téguments et les vaisseaux sous-cutanés, nous nous bornons à maintenir le poing solidement fermé pendant quelques jours. Tout chirurgien conviendra qu'il n'y a pas de meilleur pansement. Il en est de même pour l'utérus se fermant, lui aussi, et oblitérant ses vaisseaux divisés. Aussi, pas de fièvre chez ces accouchées ; la fièvre dite de lait est la plupart du temps même inconnue chez elles.

Que se passe-t-il, au contraire, chez les femmes des villes? on ne le sait que trop. Disons d'abord que chez elles la prédominance du système lymphatique, la chloro-anémie, qui est la règle, le genre de vie qu'elles adoptent, les habitudes sédentaires ou mondaines qu'elles contractent, enfin toutes les causes multiples et variées d'abaissement de la vitalité organique, qu'elles soient dues à l'hérédité ou à des conditions de milieu, oppriment gravement les fonctions utérines. On connaît, en effet, le lien étroit qui rattache celles-ci à l'état général; certaines affections du col, les flueurs blanches, les irrégularités de la menstruation et bien d'autres désordres utérins attestent cette relation que vient encore rendre plus manifeste la médication, puisqu'il est difficile de guérir ces perturbations locales sans instituer un traitement général, le plus souvent reconstituant. Ce serait maintenant se faire une étrange illusion que de penser que ces troubles utérins, flagrants à l'état de vacuité de l'organe, ne peuvent avoir aucune conséquence pour l'accouchement et la délivrance, et qu'une fonction qui exige autant d'énergie et de force musculaire que la parturition ne sera pas influencée par la faiblesse de l'organe et la détérioration de la constitution réellement endémique aujourd'hui dans les cités. Voyons, en effet, ce qui se passe. Pendant que les femmes de la campagne n'éprouvent le plus souvent ni fièvre ni malaise après leurs couches, et se lèvent quelquefois dès le lendemain ou le surlendemain sans danger, les femmes des villes restent valétudinaires plusieurs semaines et assez fréquemment sont affectées de fièvre puerpérale.

Ces faits sont manifestes et indéniables, et ce qui l'est également, c'est qu'ils étaient autrefois infiniment plus rares, et qu'à l'époque encore peu éloignée de nous où la race était plus forte, les femmes relevaient de couches plus rapidement et offraient bien moins fréquemment ces catastrophes imprévues qui les alarment aujourd'hui avec tant de raison. Il n'est pas besoin, pour vérifier mes paroles, de recourir aux statistiques; consultons seulement nos grands'-mères, je doute qu'on en trouve une qui ne soit pas de mon avis. Il me semble que ces considérations mettent elles-mêmes en lumière la cause de la gravité actuelle des suites de couches. Elle réside dans la *paresse utérine*. L'utérus, qui participe à l'affaiblissement organique et général, se contracte mollement pendant et après l'expulsion du placenta. Quelquefois cet annexe exige pour être extrait le secours de la main; le plus souvent, la délivrance se fait naturellement, mais les cas de rétention du placenta sont infiniment plus nombreux chez les femmes des villes qu'à la campagne. En tous cas, c'est surtout après la délivrance que la paresse utérine atteint le plus haut degré de gravité. A ce moment, il faut à l'organe la plus grande énergie de contraction pour revenir sur lui-même, chasser les caillots qui l'abreuvent et obstruer les vaisseaux béants. Sous l'influence des conditions que j'ai énumérées, cette activité fait défaut; l'utérus se contracte mal, la plaie utérine ne s'efface pas, et les vaisseaux utérins restent béants prêts à se faire les agents de l'intoxication purulente ou putride si les influences prédisposantes viennent à favoriser cet événement.

De ce parallèle entre l'accouchement des femmes de la ville et celui des femmes de la campagne, il ressort que pour obtenir une bonne prophylaxie, il faut placer les premières qui ont des suites de couches graves dans les conditions des secondes qui se rétablissent, au contraire, avec la plus grande facilité; autrement dit, il faut ramener l'accouchement pathologique des citadines à l'accouchement physiologique des campagnardes. Voilà le problème que je me suis posé.

III.

Pour résoudre ce problème, trois indications se présentent :

1° Diminuer autant que possible la surface et la gravité de la plaie utérine, obtenir la cicatrisation la plus prompte et s'opposer au séjour des caillots ou des débris de membranes dans la cavité de l'utérus.

2° Empêcher la décomposition des matières organiques dans les parties génitales profondes et la rétention des lochies.

3° Combattre chez la femme grosse et en couches l'altération nosohémique, qui est une cause prédisposante.

1re *indication.* — Pour que l'utérus revienne facilement sur lui-même et que la plaie utérine soit peu étendue et rapidement cicatrisée, il faut d'abord que l'accouchement soit facile et prompt. L'activité utérine est, en effet, en raison directe de la rapidité du travail, et la plaie qui a servi d'attache au placenta est d'autant plus rétrécie que le volume de l'organe gestal est moindre. Après un travail long et laborieux, les forces de la femme sont épuisées lorsqu'arrive l'heure de la délivrance ; la matrice est fatiguée, reste grosse, volumineuse et se contracte avec peine. On voit rarement les accouchements faciles et rapides être suivis d'accidents, tandis qu'on les observe assez fréquemment après un accouchement pénible. Je sais que l'on a dit que les accouchements prompts exposaient à l'inertie utérine et aux hémorrhagies ; mais c'est là une erreur dont le professeur Dubois a fait justice. Sur les 300 accouchements que j'ai faits moi-même, et qui, accomplis à la campagne chez des femmes robustes, ont été souvent excessivement rapides puisque j'en ai vu s'exécuter en moins d'une demi-heure, je n'ai jamais constaté qu'aucun accident fût la conséquence d'une aussi grande facilité.

La nécessité de diminuer la longueur et la rapidité du travail s'impose donc à l'accoucheur qui ne perd pas de vue les suites de couches. Les moyens par lesquels on y parvient sont exposés dans tous les traités spéciaux, et je crois que le praticien a le devoir de s'y conformer toutes les fois qu'il le peut. C'est ainsi que la présentation par la tête étant de toutes la plus favorable, quand on constate une autre présentation dans les derniers jours de la grossesse ou dès le début de l'accouchement, on doit chercher à la modifier par des manœuvres extérieures avant la rupture de la poche des eaux. Citons encore parmi les moyens d'intervention cette rupture de la poche des eaux opérée en temps opportun, la rotation artificielle de la tête de l'enfant, le redressement de l'utérus, enfin une application de forceps faite quand les contractions sont jugées insuffisantes à expulser l'enfant et que la femme s'épuise en efforts inutiles. On ne doit certainement pas abuser de cet instrument, mais il est des cas où une application opportune est moins dangereuse pour la patiente que l'enclavement de la tête pendant plusieurs jours au détroit supérieur. Toutes ces manœuvres peuvent abréger considérablement la durée et les difficultés du travail, c'est à l'accoucheur à les employer avec mesure et sagacité. Mais c'est au moment de la délivrance que vient se placer une précaution des plus importantes, décisive pour la suite des couches, et sur laquelle je désire appeler l'attention, car elle n'a été encore, à ma connaissance, signalée par personne. Je l'ai dit, le danger réside dans le défaut d'activité de l'utérus revenant avec peine sur lui-même, entravant ainsi la cicatrisation de la plaie de l'accouchement, provoquant le séjour de caillots dans sa cavité et les accidents graves qui peuvent en être la conséquence.

Si l'on pouvait obtenir par une manœuvre opératoire ou une intervention thérapeutique que l'utérus se contractât et se fermât énergiquement après la délivrance, comme cela a lieu chez les femmes de la campagne, il est évident que toute crainte de complication puerpérale pourrait être écartée, puisqu'on accomplirait ainsi le *desiderata* de l'accouchement physiologique. Je crois que la réalisation de cette indication n'est pas impossible et voici la manœuvre que j'ai été amené à pratiquer dans ce but. Au moment où l'accoucheur se prépare à extraire le placenta, on place à gauche de l'accouchée une personne intelligente qui reçoit la mission d'exercer avec ses deux mains une pression douce, mais effective, sur la matrice pendant que l'opérateur pratiquera la délivrance. Si l'on peut disposer de deux aides, cela vaudra encore mieux, car la compression exercée sur l'utérus par quatre mains sera encore plus parfaite. L'accoucheur extrait le délivre. Simultanément, les mains des aides compriment l'utérus, et si la manœuvre est bien accomplie, cet organe prend le volume et la forme nettement dessinée d'une forte orange[1]. La pression doit être douce mais soutenue, car s'il importe qu'elle ne contusionne pas l'utérus, il n'importe pas moins au succès final de réduire

[1] Il m'arrive souvent quand je ne peux compter sur une aide intelligente d'effectuer cette manœuvre en appliquant la main gauche sur l'utérus, pendant que la main droite extrait le placenta.

l'organe à son plus petit volume et d'empêcher l'accumulation du sang dans sa cavité. La pression ne doit cependant jamais être assez forte pour gêner la circulation pelvienne, inconvénient qui exposerait précisément au danger que l'on veut éviter ; cependant, si l'on s'apercevait que la rétraction utérine se fait mal, il faudrait alors exercer sur l'organe une pression plus active et ne pas craindre de comprimer l'aorte quelques instants pour entraver complétement l'arrivée du sang dans la cavité utérine. On sait combien cette compression de l'aorte est facile chez les nouvelles accouchées ; on n'ignore pas non plus qu'elle est dénuée du moindre danger, et quoiqu'elle ait été réservée jusqu'à présent pour les cas d'hémorrhagie, je ne vois pas pourquoi on ne l'appliquerait pas dans certaines circonstances à une prophylaxie aussi importante que celle de la fièvre puerpérale. Dès que la délivrance est opérée, on continue à exercer encore sur la matrice une pression légère et quelques douces malaxations qui augmentent encore la rétraction et provoquent l'expulsion du sang resté dans sa cavité. On le voit, rien de plus simple et de plus facile à exécuter que cette petite opération, mais rien aussi de plus précieux que ses avantages. Elle active la sortie du délivre, diminue la surface de la plaie utérine, favorise sa cicatrisation, chasse rapidement le sang épanché dans ses parois et fait disparaître les chances d'infection purulente ou putride, ou l'occasion d'hémorrhagies par rétention de caillots. Or, c'est là précisément la solution du problème que nous nous étions proposé.

Lorsqu'il y a les moindres raisons de supposer des prédispositions locales ou générales, il est bon de ne pas s'en tenir à la manœuvre que je viens d'indiquer et d'avoir recours au seigle ergoté. Je donne dans ces cas, une demi-heure après la délivrance, un gramme et demi de seigle en 3 paquets que l'accouchée prend à intervalles périodiques dans l'espace d'une heure et demie. Le seigle détermine une contraction permanente qui dure un ou deux jours. Pendant ce temps, il se fait dans la plaie un épanchement de lymphe plastique qui oblitère les vaisseaux divisés, et la résorption purulente devient impossible.

Comme moyen auxiliaire et complémentaire de notre méthode, il faut signaler le bandage du corps appliqué aussitôt après la délivrance de l'accouchée. On sait que les anciens accoucheurs attribuaient à cette précaution une importance qui a baissé de nos jours. La plupart des praticiens ne semblent l'employer que pour donner satisfaction à la routine ou aux préjugés populaires, et on a même écrit assez longuement sur son inutilité et ses inconvénients. C'est, d'après moi, un fort grand tort. La compression exercée modérément sur l'abdomen de la femme délivrée empêche le malaise et la syncope qui pourraient être les conséquences de l'afflux du sang dans les vaisseaux abdominaux, rétablit les pressions qui ont cessé avec l'accouchement, prévient les congestions locales, et exerçant sur l'utérus une action douce et continue, renforce la contractilité de l'organe et maintient son retrait. Ainsi donc, au point de vue spécial où je me suis placé, le bandage abdominal remplit une condition des plus importantes : *il concourt a activer le retrait de l'utérus à ses conditions normales*, et nous savons que c'est un des plus sûrs moyens d'entraver les accidents puerpéraux. Mais, cette compression opérée comme on le faisait autrefois et comme beaucoup d'accoucheurs le font encore aujourd'hui, avec une serviette ou un essuie-main appliqué circulairement autour de l'abdomen, est mauvaise, et je ne m'étonne pas qu'on n'en retire aucun avantage. Un bandage ainsi fait se déplace, forme des plis, s'enroule en corde autour de la ceinture, et, bien loin de remplir le but qu'on lui assigne, devient une gêne et la source de mille inconvénients. Je lui préfère infiniment la méthode de mon ancien maître, l'éminent professeur Stoltz, un drap de lit plié et simplement appliqué sur le ventre. Le drap se dérange à la vérité facilement quand l'accouchée fait de grands mouvements, mais par un simple coup de main elle l'attire instinctivement vers la région où la pression est la plus agréable et la plus nécessaire.

IV.

Deuxième indication.—S'il importe au plus haut degré d'obtenir rapidement l'occlusion utérine, d'augmenter la contractilité de cet organe et de diminuer ainsi l'étendue de la plaie et la suppuration, il n'importe pas moins de combattre l'altération des matières organiques contenues dans les parties génitales profondes. Souvent le vagin renferme des caillots dont la décomposition peut être une source d'infection; il conviendra d'extraire ces caillots avec la main et d'instituer ensuite des injections et des lotions répétées au moins deux fois par jour. En vain a-t-on traité ces soins d'excès de précautions, il ne peut y avoir exagération quand il s'agit de prévenir des résorptions purulentes ou putrides qui enlèvent presque infailliblement les malades. On a aussi objecté l'inconvénient de découvrir quelques minutes l'accouchée; mais il n'est cependant rien de plus facile que de procéder à cette toilette sous les couvertures, j'ajouterai même qu'à défaut de la prudence, les convenances dictent cette précaution à l'accoucheur. On passe rapidement une éponge imbibée d'eau tiède sur les parties génitales et on donne ensuite une injection au moyen d'un irrigateur. Tout cela doit être fait lestement et correctement, et si le médecin ne peut compter que sur une garde-malade novice ou un entourage inexpérimenté, il ne doit pas craindre de faire une fois cette démonstration lui-même. On ajoutera, surtout si l'on redoute des accidents, un peu d'acide phénique ou de liqueur de Labarraque dont les propriétés antifermentescibles sont bien connues. La plus minutieuse propreté dans les instruments est nécessaire, et il faut que l'irrigateur soit démonté et nettoyé après chaque injection.

La manière de garnir l'accouchée doit aussi attirer l'attention. Des serviettes sont placées entre ses cuisses pour recevoir les lochies et changées plusieurs fois par jour. Règle générale, *tout linge sali doit immédiatement disparaître et ne séjournera même pas dans un cabinet de toilette voisin*. Le lit de l'accouchée doit être tenu avec le plus grand soin ; on l'organisera de façon à ce que les lochies n'imprègnent pas les matelas et que les draps souillés puissent être enlevés avec facilité. A ce effet, il est bon de mettre une toile cirée entre le drap de lit et l'alèze sur laquelle elle repose. Cette alèze est pliée en quatre et fixée par des épingles à ses quatre angles ; elle doit être changée tous les jours, et plus souvent, s'il y a lieu. On comprend sans insister davantage toute la valeur préventive de ces précautions. Que faut-il penser de la position à donner à l'accouchée ? Pour nous, elle n'est pas non plus indifférente. Il y a des personnes qui croient qu'elle ne doit faire aucun mouvement et rester sur le dos au moins pendant vingt-quatre heures sans changer de situation. Quand tout s'est bien passé et que l'accouchée est bien portante, c'est là une pratique condamnable ; une pareille exigence, outre qu'elle a l'inconvénient de provoquer des impatiences nerveuses et un mouvement fébrile est peu propre à favorisée l'écoulement des lochies. On préférera la méthode anglaise. La femme en couches sera aussi libre de se tourner dans son lit et de changer de position que peut l'être une personne bien portante, et on lui conseillera l'attitude demi-assise, qui offre le double avantage de favoriser l'écoulement lochial et d'être agréable à l'accouchée.

Par le même motif, on lui permettra de se lever plus tôt qu'on ne le fait d'habitude.

Tous les praticiens qui échappent à l'esprit de routine et qui veulent bien raisonner par eux mêmes, reconnaissent qu'il est absurde de se laisser guider par le nombre sacramentel de jours et de soumettre à une date fatidique toutes les constitutions, tous les âges, sinon toutes les conditions sociales. Il faut considérer au contraire les signes qu'offre l'accouchée, l'état de la matrice, celui du pouls, la douleur locale, etc., et se laisser guider par eux seuls dans le conseil que l'on est appelé à donner à ce sujet. Quand tout s'est bien passé, dans l'état le plus physiologique, il est mauvais d'éterniser la femme dans son lit comme on le fait dans les grands centres pendant vingt à vingt-cinq jours. Vers la fin du premier septénaire, on lui permettra de se placer quelques heures sur un fauteuil. Après le neuvième jour, on l'exercera à faire quelques pas dans la chambre. La rectitude du corps, le changement de position, les mouvements divers, outre leur influence marquée sur l'écoulement utérin, tendent à rétablir les organes déplacés dans leur situation normale et à activer la circulation et la digestion.

La chambre devra être parfaitement aérée; rien n'est plus nécessaire aux accouchées que l'air pur. Tous les jours, quand le temps le permettra, les fenêtres seront ouvertes; s'il fait mauvais, on activera le renouvellement de l'atmosphère de l'appartement en établissant dans la cheminée un feu vif et clair, qui donne du tirage sans donner beaucoup de chaleur.

Il n'est pas de meilleur désinfectant, et les autres systèmes de chauffage ne sont pas recommandables s'ils ne permettent le renouvellement de l'air; il faudra prendre garde à ce que l'appartement n'ait pas trop de chaleur. Une température élevée favorise les déperditions sudorales, diminue les lochies, fatigue et affaiblit les malades. Le thermomètre ne devra pas marquer plus de 15 à 17 degrés,

V.

3e *indication.* — Il est certain qu'il y a dans les villes des femmes grosses pléthoriques, mais c'est aujourd'hui le plus petit nombre, et généralement la chloro-anémie prédomine. C'est à cette altération du sang qu'il faut rapporter les symptômes qu'on était habitué à faire dériver de la sympathie de l'organe gestateur, la céphalalgie, les battements de cœur, la dyspepsie, la constipation et la *paresse utérine*, pendant l'accouchement et la délivrance.

Cet appauvrissement du sang s'explique parfaitement par la présence de l'œuf qui s'approprie les principes plastiques destinés à la mère ; il y a ensuite, entre les phénomènes qui en sont la conséquence et l'état du liquide circulatoire, une réaction mutuelle, la dyspepsie, par exemple, qui empêche la réparation, aggravant l'anémie, et celle-ci entretenant à son tour les troubles fonctionnels. J'ai montré plus haut que cet abaissement de la plasticité du sang, en déterminant un allanguissement des fonctions utérines, est une cause prédisposante à la fièvre puerpérale. Il est donc naturellement indiqué de soumettre la femme enceinte à une hygiène et à une médication reconstituantes, et de lui restituer les matériaux qui lui manquent, et dont le déficit peut, à un moment donné, entraîner de graves accidents.

L'hygiène d'une femme grosse doit comprendre d'abord les données générales décrites dans tous les livres classiques, et que j'ai eu l'occasion de signaler dans un autre travail [1]. Ces données s'appliquent au milieu où elle vit, à son régime, à son genre de vie. A aucune époque de son existence, la femme n'a besoin d'un air plus salubre que pendant la gestation; les émanations nuisibles ont une action directe sur l'état du sang, et toutes les fois que ce sera possible, il faudra chercher à la soustraire à cette influence pernicieuse. Les femmes auxquelles leur situation sociale le permet devraient passer la plus grande partie de leur grossesse à la campagne et s'installer à la ville pour leurs couches, dans les conditions les plus larges et les meilleures d'aération. Celles qui ne peuvent satisfaire à cette indication, et le nombre en est

[1] Triaire. *Entretiens familiers sur l'hygiène de la première enfance*. Masson, Paris, 1874

malheureusement considérable, éviteront de rester enfermées une grande partie de la journée; on leur conseillera de sortir tous les jours, surtout le matin, moment de la journée où dans les cités populeuses l'atmosphère est encore relativement pure.

Le régime doit être réparateur et tonique et avoir pour base, dans la plupart des cas, la viande et le vin qui, bu modérément, augmente la plasticité du sang au moins autant que les substances solides. Le costume sera ample, afin de ne point entraver l'accroissement de l'utérus et de faciliter l'aisance de la respiration. Tous les accoucheurs sont d'accord pour blâmer l'usage du corset; il faut songer qu'il est souvent difficile de faire consentir les femmes à s'en passer, que pour beaucoup, du reste, il est devenu une habitude nécessaire; aussi, convient-il de transiger surtout les premiers mois et de ne le proscrire qu'à l'époque où il pourraît gêner l'élévation de l'utérus au-dessus du bassin.

Enfin, l'exercice modéré, le calme et les distractions de l'esprit, les soins de propreté, l'usage de la flanelle, la plus grande circonspection dans les rapports conjugaux, la privation des fêtes et soirées, viennent compléter cette série des moyens hygiéniques, trop connus de tout le monde pour qu'il soit nécessaire de s'y arrêter plus longuement.

Vers la fin de la grossesse, il est d'habitude de conseiller à la femme quelques grands bains tièdes. On peut dire que les trois quarts des femmes sont dans les villes soumises à cette pratique à laquelle, du reste, il est difficile de les faire renoncer. On s'imagine en effet que le bain tiède relâchant les symphyses et les parties externes de la génération facilite l'accouchement. Cette action est plus qu'hypothétique, surtout en ce qui regarde les symphyses, mais il en est une autre à laquelle on ne songe guère et qui ne l'est pas. C'est que le bain tiède relâche les forces expultrices et provoque ainsi cette paresse utérine sur laquelle j'ai tant insisté et qui est la source des plus grands dangers. Les femmes de la campagne ne prennent pas de bains, et elles accouchent avec toute la facilité et l'énergie fonctionnelle nécessaire. Pour moi, je proscris les bains tièdes dans ma pratique et les faits comme le raisonnement me donnent raison. Je les réserve seulement pour des indications spéciales, telles par exemple que des accidents nerveux.

Quand l'hygiène pure ne suffit pas et que la

femme ne reprend ni les forces ni le coloris qui indique la richesse du sang, il faut passer à un traitement médicamenteux. C'est alors que les préparations ferrugineuses rendent d'importants services. Mais il ne faut pas oublier que chez elle l'intestin est paresseux et que le fer augmenterait cette disposition si l'on n'y joignait une substance légèrement laxative, comme la manne, la magnésie ou la rhubarbe. On associe aux ferrugineux les toniques amers et spécialement le quinquina ou le columbo, les frictions sèches à la peau et même, s'il y a lieu, des bains sulfureux, qui réveillent l'activité des téguments.

Pendant l'accouchement, le praticien, soucieux de ménager la plasticité du sang, trouvera aussi d'utiles indications d'intervenir avec fruit. C'est ainsi que le travail, source de fatigues et d'épuisement qui retentissent profondément sur le système nerveux, devra être facilité et abrégé par les moyens que j'ai précédemment indiqués. Un nouvel agent s'est introduit depuis quelque temps dans la pratique des accouchements. C'est le chloroforme qui, administré avec prudence, peut rendre les plus grands services en évitant à la patiente les plus fortes et les plus vives douleurs et l'ébranlement nerveux qui en est la conséquence. Je crois que cette méthode, encore peu répandue en province, se généralisera ; il est évident, en effet, en se plaçant toujours au point de vue de la prophylaxie, qu'il est inhumain, lorsque le travail est mal supporté et, par suite, peut être l'occasion d'accidents de couches graves, de refuser à la femme le bienfait qu'entraîne son administration. Une perte au moment de la délivrance est, nous l'avons vu, aussi un événement assez grave, parce qu'il augmente l'appauvrissement du sang, et, consécutivement, la prédisposition aux affections puerpérales, la manœuvre de compression utérine que j'ai décrite, l'administration du seigle ergoté, permettent de la prévenir.

Nous avons vu quels sont les soins d'aération et de minutieuse propreté dont il faut entourer la femme pendant l'état de couches. Ces soins ont la plus grande influence sur son bien-être et sa reconstitution, aussi devront-ils être l'objet d'une surveillance sévère de la part de l'accoucheur. On n'oubliera pas non plus que le calme et le repos sont nécessaires à l'accouchée, et que l'on devra écarter d'elle le bruit et les visites. Les cris de l'enfant l'empêcheraient de reposer, on le portera dans une chambre voisine. L'accoucheur ne devra pas souffrir que d'autres personnes que celles qui sont chargées de la soigner séjournent dans son appartement. Outre le préjudice qui en résulterait pour son repos, la présence d'un certain nombre de personnes aurait pour résultat de vicier l'air de la chambre, et on sait combien il importe qu'elle l'ait pur et en grande quantité. Les Romains connaissaient bien ce danger, et c'est pour l'écarter qu'ils suspendaient à la porte de la femme en couches une couronne qui retenait les visiteurs sur le seuil. C'est cet usage qu'indique Juvénal :

Foribus suspende coronas;
Jam pater es..............

En même temps que l'on instituera ces soins, on veillera sur le régime. Tout le monde sait que l'alimentation des femmes en couches, considérée il n'y a pas longtemps encore, comme une hérésie dogmatique, est entrée aujourd'hui de plein droit dans le domaine thérapeutique. On n'a, en effet, aucune raison de priver d'aliments une accouchée qui n'a pas de fièvre, et on en a, au contraire, d'excellentes pour ne pas offrir sans défense son organisme débilité par la diète aux coups de la fièvre puerpérale. Le régime de la femme qui nourrit ne doit pas, si elle est bien portante, différer longtemps de sa manière ordinaire de vivre. On lui donnera d'abord des aliments doux et faciles à digérer : deux ou trois potages par jour et des bouillons. Dès le troisième jour, cette nourriture doit être plus substantielle et on permet des poissons d'eau douce, un peu de viande blanche, de petits légumes, des fruits cuits et un peu de vin après le repas On pousse graduellement ce régime, de façon à ce qu'à la fin de la première semaine l'accouchée ait repris son alimentation habituelle. On aura, du reste, égard au tempérament des accouchées et à leur manière de vivre antérieure; on a calmé quelquefois des accidents chez des femmes habituées à manger copieusement en se départant avec elles d'un régime trop sévère.

Les accouchées qui n'allaitent pas auront une nourriture moins abondante. Les premiers jours, jusqu'à la fièvre de lait, les potages doivent suffire; mais dès que celle-ci sera passée, on leur permettra successivement le poisson, les viandes blanches, les viandes rôties, et on les ramènera progressivement au régime de leur vie ordinaire.

Quant aux boissons, nous ne sommes plus

au temps où l'on gorgeait bon gré mal gré les malheureuses accouchées d'abondantes tisanes chaudes. Cette pratique, qui provoquait d'incoercibles sueurs, est aujourd'hui abandonnée : on laisse boire la femme à sa soif, pourvu qu'elle ne soit pas immodérée, et on ne lui impose plus une température élevée, qui lui paraît détestable. La meilleure boisson dans l'intervalle des repas est de l'eau pure à la température de l'appartement; rien n'empêche, du reste, qu'on lui donne, si elle le désire, une légère limonade ou toute autre boisson rafraîchissante.

VI.

Traitement curatif. — Si ce traitement prophylactique était bien observé, je suis convaincu que dans la majorité des cas, le traitement curatif deviendrait inutile, puisqu'on diminuerait dans une large proportion le nombre des fièvres puerpérales. Ce résultat serait d'autant plus précieux que, malheureusement pour l'art et l'humanité, il n'existe pas de médication vraiment classique de la fièvre puerpérale. Tout a été, en effet, essayé contre les manifestations graves de cette affection, et les revers dépassent de beaucoup les succès. De guerre lasse, le scepticisme a gagné tout le monde, et il n'est pas un livre écrit sur la matière qui ne soit empreint du plus profond découragement. On comprend que, devant cette situation, je ne peux avoir la pensée de poser ici les bases d'un traitement complet de la fièvre puerpérale. Je me suis proposé seulement d'en établir la prophylaxie, et là devrait s'arrêter logiquement mon travail. Cependant, l'absence de notions sur ce traitement curatif pourrait peut-être le faire considérer comme incomplet et m'attirer des critiques, qui ne me manqueront pas d'ailleurs. Pour éviter au moins ce reproche, je me suis décidé à donner un aperçu des médications les plus usitées et les moins incertaines.

1° *Émétiques.* — La médication par les émétiques a joui autrefois d'une immense vogue, et longtemps a servi de base à tous les traitements dirigés contre la fièvre puerpérale. Il y a eu là un succès d'enthousiasme qu'un sévère examen des faits a réduit à des proportions plus modestes. Il est démontré en effet aujourd'hui que le vrai mérite des émétiques et spécialement de l'épica, qui reste le seul conseillé, réside dans leur administration au début de la fièvre. A ce moment, et quand il n'y a encore que des symptômes d'embarras gastrique, on peut couper court à tout accident en débarrassant l'estomac et l'intestin du produit de la sécrétion biliaire et en provoquant une diaphorèse abondante. En tout cas, ils préparent le tube digestif à l'absorption des médicaments que la continuation de la maladie peut exiger, et cette considération a bien sa valeur.

Révulsifs : L'emploi des vésicatoires sur l'abdomen est un moyen considéré par beaucoup de praticiens comme ayant une grande valeur. D'après Delpech et Hervieux, qui en ont fait un grand usage à la Maternité, ils ont pour effets constants et indiscutables :

1° D'amoindrir ou même de faire cesser complétement la douleur ;

2° D'enrayer la marche des accidents dans les cas légers ;

3° De prolonger la situation dans les cas graves, de manière à mettre du côté de l'organisme quelques chances favorables en sa faveur.

Par contre, on peut reprocher à cette médication :

La répugnance qu'opposent les femmes à leur

application et les accidents de cystites qu'ils peuvent déterminer, et que ne prévient qu'incomplétement la précaution de soupoudrer de camphre le vésicatoire. Mais ce sont là de simples inconvénients dont le praticien doit tenir compte, mais qui ne peuvent suffire à contre-indiquer l'explication d'un moyen qui a donné souvent d'excellents résultats.

Mercuriaux. — Ces médicaments ont été vantés par Bradley, Chaussier, Vandenzande, qui le premier a érigé leur administration en méthode de traitement, Velpeau, Tonnelé, Guérard et Depaul. On les emploie de deux manières, à l'intérieur, sous forme de calomel, et à l'extérieur en frictions sur l'abdomen d'onguent napolitain. Ce dernier mode d'administration paraît préférable, parce qu'il amène plus vite la salivation, et qu'il provoque plus souvent un amendement des symptômes locaux et généraux. En outre, il ne provoque pas l'effet laxatif qu'entraîne souvent l'usage du calomel, et qui le contre-indique quand il y a de la diarrhée. La valeur des mercuriaux est relative et toute dans des indications spéciales. Ils paraissent inférieurs aux vésicatoires, qui ont sur eux l'avantage de faire disparaître la douleur, et conviennent surtout, quand ces agents ont été employés, pour combattre le météorisme ou l'engorgement de quelques points de la zone hypogastrique.

Émissions sanguines. — La saignée générale, autrefois recommandée par Baudelocques n'a pas tenu devant l'immense danger qu'elle fait courir à la femme en l'affaiblissant outre mesure, et en favorisant singulièrement l'infection *totius substantiæ* par les matières putrides contenues dans l'abdomen. Les saignées locales ont plus de partisans. Parmi eux, il faut citer surtout Behier qui emploie les sangsues, et Hervieux qui donne la préférence aux ventouses scarifiées. Ce dernier praticien reconnaît comme avantages aux antiphlogistiques locaux : 1° de ne pas débiliter comme les émissions sanguines générales ; 2° de soustraire le sang des parties directement enflammées ; 3° d'opérer une véritable révulsion.

On ne peut cependant nier que dans une affection de la nature de la fièvre puerpérale, de semblables moyens ne doivent être appliqués qu'avec la plus extrême modération, et réservés seulement pour les cas de péritonite ou de métro-péritonite franchement inflammatoires ; et encore leurs partisans reconnaissent-ils qu'ils ne peuvent être mis en usage que chez des femmes fortes et pléthoriques.

Collodion. — Introduit en 1863 dans la thérapeutique puerpérale par Robert Latour, ce médicament a été appliqué depuis en France un grand uombre de fois sans qu'on puisse affirmer pour cela qu'il guérit la fièvre puerpérale. Entre des affirmations de guérison et des observations d'insuccès malgré son usage, il est difficile en effet de se prononcer. Cependant, comme on sait que la péritonite partielle guérit souvent avec ou sans collodion, il est probable que c'est dans des cas de ce genre que ce topique a acquis sa réputation.

Réfrigérants. — Schumaker, Cullen, Hufeland, Van Svietten, et à notre époque Behïer ont recommandé les réfrigérants. Actuellement, attaquée ou dédaignée par la plupart des accoucheurs, appliquée seulement par un petit nombre d'entre eux, cette méthode reste cependant une des seules médications encore debout de la manifestation peritonéale grave de la fièvre puerpérale. On sait en effet que le froid appliqué d'une façon continue est un des agents les plus efficaces contre l'inflammation. Sous son influence, ses divers éléments sont arrêtés dans leur marche, les vaisseaux se contractent, la stase sanguine et la prolifération cellulaire enrayées ; la température est abaissée par la soustraction du calorique morbide. Logiquement, il paraît imprudent de condamner sans appel une méthode assez puissante pour produire de semblables effets, et qui semble surtout réclamée par les vastes inflammations de la séreuse péritonéale. On ne doit pas, du reste, oublier qu'elle a donné d'excellents résultats entre les mains de praticiens honorables et distingués. Voici comment l'emploie le professeur Behier : on applique sur le ventre une compresse pliée en plusieurs doubles, largement imprégnée d'eau et une ou deux larges vessies de caoutchouc aux deux tiers remplies de glace et bien fermées, par dessus ces compresses. L'appareil est complété et maintenu par une alèze rabattue exactement et épinglée au besoin ; ainsi installé, il permet au malade d'exécuter dans son lit tous les mouvements possibles.

Le Dr Rey (de Bordeaux) qui, depuis de longues années, emploie la méthode réfrigérante, à laquelle il rapporte des guérisons de cas en apparence désespérés, applique la glace dès le début des accidents péritonéaux. Il recouvre l'abdomen d'un appareil spécial qui répond assez exactement à l'indication de soustraire une grande partie de calorique morbide. C'est une simple corbeille se composant d'un cadre de bois soutenu sur quatre pieds, et muni dans son fond d'un tissu de caoutchouc. On place la glace dans la corbeille, et on augmente ou on diminue la quantité suivant l'aggravation ou l'apaisement des accidents inflammatoires. Il faut, bien entendu, surveiller l'action du froid ainsi appliqué, et faire cesser la médication dès que l'amélioration est survenue. En même temps qu'on entretient la glace en permanence, les membres et le torse sont maintenus en bon état de chaleur par les moyens les plus propres à cet effet, couvertures, boules d'eau chaude, etc L'auteur assure que les malades qui, le premier jour, supportent la glace avec une certaine impatience, ne tardent pas à en apprécier les bienfaits, et on les voit la réclamer elles-mêmes, si cédant à leurs primitives impressions, on avait commis l'imprudence de la supprimer.

Sulfate quinique et quinquina. — On peut faire remonter l'usage du quinquina dans la fièvre puerpérale au XVIIIe siècle, mais il appartient à un éminent praticien de notre époque, le Dr Beau, d'avoir fait de son administration une vraie méthode scientifique, formulée en règles précises et appuyée sur des observations incontestables de guérisons. Il le prescrit sous forme de sulfate quinique à la dose d'un gramme par jour, après avoir commencé le traitement par l'emploi d'un émétique. Après les évacuations provoquées, on donne la quinine en potion comme cela se pratique dans le rhumatisme articulaire, d'après la méthode de Briquet. Il faut aller jusqu'à l'ivresse quinique, condition indispensable de l'efficacité du remède, et cette ivresse se reconnaît à une grande stupeur et à une surdité intense. C'est alors que la fièvre tombe, et que les douleurs abdominales disparaissent. Quoique d'une façon générale, le sulfate de quinine soit très-employé et constitue une médication importante, il échoue malheureusement fort souvent dans les cas graves. Les circonstances où il semble être administré avec le plus d'avantages sont les cas de fièvre puerpérale débutant avec des frissons nombreux et répétés, et où le thermomètre et l'exploration du pouls font constater, le soir, un redoublement fébrile considérable.

Mais quand la réaction locale est peu marquée et que l'oppression, l'extrême fréquence du pouls, l'altération des traits, dénotent un empoisonnement putride, il vaut mieux donner la préférence à l'écorce de quinquina qui excite au lieu d'abattre, qui relève l'innervation au lieu de la déprimer,

Ferrugineux. — A côté du quinquina se place naturellement le traitement par les ferrugineux, médicaments dont l'administration dans la fièvre puerpérale est récente. Les ferrugineux sont conseillés par Piedagnel et Matteï. Ces auteurs n'ont pas réuni un nombre de faits suffisant pour qu'on puisse donner à leur médication un rang important dans la thérapeutique de la fièvre puerpérale. Mais il est certain que l'idée d'administrer des agents dont l'influence sur la plasticité du sang est aussi puissante n'a rien qui répugne dans une affection offrant pour principal caractère une altération de ce liquide ; et récemment j'observai moi-même un fait qui vient à l'appui de cette opinion.

Il y a un mois, je fus appelé à 4 heures du matin par une sage-femme de Tours, auprès d'une de ses clientes, demeurant rue Girodot et accouchée depuis une heure de la nuit, mais non délivrée. Il y avait rétention du placenta et hémorrhagie qui durait depuis l'expulsion de l'enfant. Je trouvai la patiente exsangue, pâle comme un cadavre, presque glacée et avec un pouls à peine perceptible. La matrice contractée sur le délivre se dessinait sous la forme d'une gourde; le cordon était intact, grâce aux pressions ménagées que l'on avait exercées sur lui,

Vu la persistance d'une hémorrhagie qui remontait à plusieurs heures et le danger imminent, je n'hésitai pas à tenter immédiatement l'extraction de l'arrière-faix. Je parvins, après quelques difficultés pour franchir le col déjà fortement contracté, à le décoller entièrement et à l'extraire au dehors. Aussitôt l'hémorrhagie s'arrêta.

Cette femme était délivrée d'une mort immédiate, mais non d'un danger prochain que peut-être, dans mon esprit, ne pourrait prévenir la manœuvre prophylactique que j'ai recommandée. Songeons, en effet, qu'elle avait subi une perte énorme de sang et une opération toujours grave, mais qui l'est encore plus dans ces circonstances. Il faut joindre à des conditions aussi défavorables un état de misère absolu, et une hygiène déplorable. Elle habitait une mansarde étroite, mal aérée, percée d'une seule fenêtre, et elle la partageait avec son mari et trois enfants. Il n'y avait dans ce pauvre logement ni bouillon, ni pain, ni argent, ni linge, à peine du bois à la fin de novembre, et point d'initiative pour se procurer ce qui manquait. Je parai à ces derniers besoins en faisant appel à la bourse toujours ouverte d'une femme généreuse qui est la providence de ce quartier, et à l'indication thérapeutique en instituant quelques cordiaux et toniques, un régime qui devait être progressivement réparateur, des injections et des lotions antiseptiques, des fomentations émollientes sur le ventre, et j'attendis les événements.

Dès le surlendemain, suppression des lochies pour ne plus reparaître, frissons, pouls à 140, douleur et ballonnement du ventre, parole brève et saccadée. Les jours suivants l'affection s'accuse, diarrhée fétide, délire, engouement pulmonaire. La langue se sèche, les dents et les lèvres deviennent fuligineuses. La malade paraît à toute extrémité et est administrée. Je donne le premier jour, toutes les deux heures, une petite tasse de bouillon et une cuillerée à bouche de potion à l'extrait de quinquina (6 grammes), de temps à autre une dose de vin de Bordeaux. J'y joins le lendemain, contre le délire, une potion antispasmodique avec un gramme de musc. Enfin, le quatrième jour, je me décide, en face d'un cas qui me paraît désespéré, à abandonner la thérapeutique ordinaire et à tenter les ferrugineux : je conseille un gramme de sous-carbonate de fer à prendre en deux doses tous les jours, et une bouteille de vin Arond ferrugineux à prendre en trois jours. On applique un vésicatoire en arrière à droite, là où l'on perçoit de l'engouement pulmonaire. Pendant quinze jours, le traitement a été continué. Seulement, le délire ayant cessé, le musc a été supprimé et on a donné trois ou quatre fois du bismuth pour réprimer la diarrhée. Mais le fer sous ses deux formes et le quinquina ont été administrés sans relâche.

Or, contre toutes prévisions, cette femme est aujourd'hui en voie de guérison. Il n'y a plus ni délire ni diarrhée, et le pouls était hier à 75. Elle n'a plus de toux, plus d'oppression, la langue est redevenue humide, et avec l'appétit, que l'on commence à satisfaire, les forces reviennent de jour en jour.

Je ne voudrais pas tirer de ce fait unique des conclusions rigoureuses, mais enfin il est difficile de ne pas rapporter une guérison aussi inattendue, dans des conditions aussi déplorables, aux agents exceptionnels qui ont été employés. Je crois fermement, pour ma part, que cette femme a été sauvée d'une mort inévitable par leur administration. Faut-il penser que toutes le seraient et que le spécifique de la fièvre puerpérale est enfin trouvé? non, certainement, et une semblable prétention serait absurde. Mais il reste qu'il y a là une étude intéressante à faire, que je me propose de poursuivre pour ma part et sur laquelle j'appelle l'attention.

Alcool. — Le traitement par l'alcool, essayé autrefois par Todd et inauguré récemment par le docteur Gallard à la Pitié, ne mérite pas moins l'attention. Ce praticien, découragé par l'insuccès des médications ordinaires, a eu l'idée de combattre la fièvre puerpérale avec la potion alcoolique de Todd additionnée de 5 grammes d'alcoolature d'aconit, pour 50 grammes d'eau-de-vie ; cette potion était à prendre dans 24 heures. Sa tentative a été couronnée d'heureux résultats, et les observations qui en ont été publiées sont de nature à faire concevoir quelque espérance de cette nouvelle médication. Parmi ces observations il en est une qui mérite d'être signalée.

Il s'agit d'une jeune femme de 20 ans, prise, deux jours après l'accouchement d'un fœtus mort, de frissons répétés avec douleurs de ventre, teinte ictérique très-prononcée. On prescrit une potion avec 50 grammes d'eau-de-vie et 2 grammes d'alcoolature d'aconit. Les frissons disparaissent. Les jours suivants, les symptômes s'étant notablement amendés, et la malade reprenant des forces, on crut pouvoir cesser le traitement. Mais dès qu'on eut abandonné l'emploi de l'alcool, l'état devint plus grave, insomnie, inappétence complète, nouveaux frissons violents, douleurs extrêmement vives du ventre, vomissements, température à 40 degrés, pouls à 140. On s'empresse de prescrire de nouveau l'eau-de-vie, et dès le soir même on ne compte plus que 120 pulsations et la température était descendue à 38 degrés.

La convalescence était franchement établie vers le vingt-quatrième ou le vingt-cinquième jour environ [1].

La même médication a été prescrite par Guibout dans le service des femmes en couches de Hardy et il a obtenu les mêmes résultats. Quatre femmes en couches atteintes de fièvre puerpérale grave ont été guéries par l'usage de l'alcool. Comme pour les ferrugineux, on ne peut encore rien conclure et ces faits importants ont besoin de nouvelles consécrations ; mais il est à désirer que la question soit étudiée et que de nouveaux travaux viennent l'éclaircir.

[1] Faugeyron, *Thèse inaugurale.*

Clichy. — Imprimerie Paul Dupont, rue du Bac-d'Asnières, 12.

www.ingramcontent.com/pod-product-compliance
Ingram Content Group UK Ltd.
Pitfield, Milton Keynes, MK11 3LW, UK
UKHW031936260826
14628UKWH00004B/1668

9 782019 656973